CONSIDÉRATIONS

SUR

L'ÉPIDÉMIE PUERPÉRALE

Observée en 1875 à l'hôpital Saint-Antoine

PAR

Maurice VIOLLET,
Docteur en médecine de la Faculté de Paris,
Interne des hôpitaux de Paris.
Ancien interne de l'hôpital de Tours.

PARIS
A. PARENT, IMPRIMEUR DE LA FACULTÉ DE MÉDECINE
RUE MONSIEUR-LE-PRINCE 29 ET 31

1876

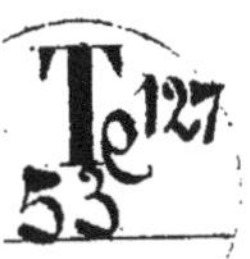

CONSIDÉRATIONS

SUR

L'ÉPIDÉMIE PUERPÉRALE

Observée en 1875 à l'hôpital Saint-Antoine

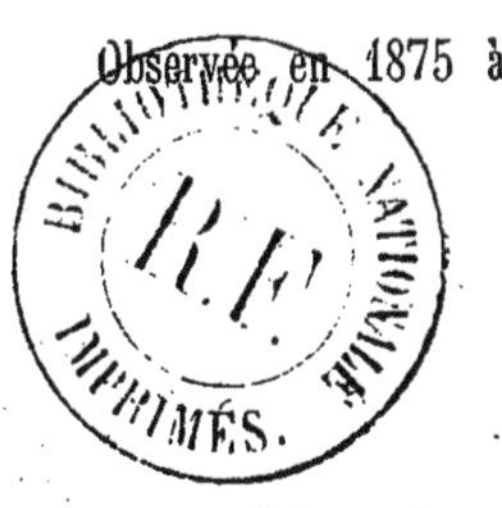

PAR

Maurice VIOLLET,

Docteur en médecine de la Faculté de Paris,
Interne des hôpitaux de Paris,
Ancien interne de l'hôpital de Tours.

PARIS

A. PARENT, IMPRIMEUR DE LA FACULTÉ DE MÉDECINE

RUE MONSIEUR-LE-PRINCE 29 ET 31

1876

CONSIDÉRATIONS

SUR

L'ÉPIDÉMIE PUERPÉRALE

Observée en 1875 à l'hôpital Saint-Antoine.

INTRODUCTION

Pendant l'année 1875, nous avons observé à l'hôpital Saint-Antoine, dans le service de M. Peter, une épidémie meurtrière de fièvre puerpérale. Ce n'est point l'histoire complète de cette épidémie qui a duré plusieurs mois, que nous allons rapporter dans ce travail; mais seulement quelques particularités intéressantes.

M. Peter, dans ses excellentes cliniques du samedi, a plusieurs fois appelé notre attention sur la manière dont cette épidémie s'était développée, sur la marche qu'elle avait suivie et sur son mode de terminaison. L'étude de l'évolution et de la marche de cette épidémie puerpérale fera l'objet de notre première partie.

Notre seconde partie sera tout entière consacrée à l'étude de l'albuminurie que nous avons vue survenir chez nos malades *du* 2ᵉ *au* 4ᵉ *jour* de leur fièvre puerpérale.

Dans la dernière partie, nous donnerons les observations qui servent de base à notre étude sur l'albuminurie dans le cours de la fièvre puerpérale.

Qu'il nous soit permis de témoigner ici à notre excellent maître M. Peter toute notre reconnaissance pour ses précieux enseignements et pour la bienveillance qu'il nous a constamment témoignée, pendant le temps que nous avons eu le bonheur de passer dans son service.

PREMIÈRE PARTIE

Dans cette première partie, nous désirons rechercher, autant que possible, le mode de développement et les causes de la fièvre puerpérale épidémique qui a sévi sur les accouchées de l'hôpital Saint-Antoinedu mois d'avril 1875 au mois d'octobre de la même année.

Les auteurs étudient à loisir la détresse morale et physique, le défaut d'acclimatement, la mauvaise constitution, les maladies antécédentes, la primiparité et les manœuvres obstétricales comme causes prédisposantes de la fièvre puerpérale sporadique. Ce sont aussi des causes prédisposantes de la fièvre puerpérale épidémique, mais de valeur moindre et n'étant plus guère que des conditions favorables au prompt développement d'une épidémie. Une primipare inquiète de son avenir, fatiguée par des excès de travail, parles douleurs d'un accouchement prolongé, par un mauvais régime alimentaire, devient fatalement en temps d'épidémie, la victime de la fièvre puerpérale. Mais la multipare jouissant d'une bonne santé habituelle, accouchée facilement et rassurée sur son sort, n'est point à l'abri de l'infection puerpérale; et elle peut en être victime, aussi bien que la primipare citée plus haut. La fièvre typhoïde ne se comporte pas autrement : si vous êtes bien portant et dans des conditions hygiéniques favorables, vous n'avez presque rien à redouter de la fièvre typhoïde endémique. Mais, si cette fièvre revêt le caractère épidémique, vous avez tout à craindre par cela seul que vous êtes parvenu à l'âge adulte.

Les cinq accouchées qui furent atteintes de fièvre puerpérale en avril, au début de l'épidémie, étaient primipares, il est vrai, mais toutes étaient accouchées naturellement et toutes n'étaient pas affaiblies et démoralisées. Les malades qui font le sujet des observations I et II étaient douées d'une grande énergie morale et ne doutèrent pas un seul instant de leur guérison. Aussi est-ce ailleurs qu'il convient de chercher les causes de l'épidémie que nous étudions.

Ce n'est guère que dans le courant du XVIIIe siècle que l'histoire médicale enregistre avec quelques détails les épidémies puerpérales, et bientôt il devient évident pour tous que les maternités et les hôpitaux sont le lieu de prédilection de ces épidémies. Aujourd'hui les choses n'ont point changé et la fièvre puerpérale épidémique reste comme autrefois le privilége presque exclusif des maternités et des hôpitaux. Ce qui tient à la facilité avec laquelle l'air de tous ces lieux s'infecte et devient contagieux.

Toute femme en couches viciant l'air ambiant, on comprend que cette viciation de l'air soit toujours à son maximum dans les maternités. Sous des influences difficiles à déterminer et par un changement dont nous ne connaissons aucunement la nature, l'air vicié se change en air infectieux et contagieux, et ainsi naissent les épidémies puerpérales.

Quand, au mois d'avril 1875, la fièvre puerpérale épidémique se déclara, à l'hôpital Saint-Antoine, dans la salle Sainte-Marguerite qui sert de maternité, depuis trois mois, il existait dans cette salle un milieu vicié tendant à l'infection. Cela nous était révélé par la présence continuelle de métrites, de métro-péritonites et même par quelques cas de fièvre puerpérale sporadique. Ces métrites et ces métro-péritonites d'abord rares et légères guérirent rapidement ; plus tard, plus fréquentes et plus graves elles n'arrivèrent à guérison que très-lentement; enfin la mort et une mort rapide fut la terminaison fatale de chaque accouchée atteinte d'accidents puerpéraux. En janvier et février, six malades sont prises d'affections puerpérales : cinq guérissent, une seule succombe. Dans le mois de mars seul, nous observons presque le même nombre d'accidents puerpéraux, mais le résultat est bien différent : quatre femmes succombent, une seule guérit. Le milieu vicié alors complètement transformé en milieu contagieux, l'épidémie sévit avec toute sa rigueur. Sur sept accouchées qui étaient dans la salle Sainte-Marguerite le 10 avril, cinq furent frappées par l'épidémie, quatre succombèrent, une seule parvint à guérir après plusieurs mois de maladie.

Tout à l'heure nous essayerons de déterminer sous quelle influence s'est opérée cette transformation de milieu, mais avant, nous voulons mettre sous les yeux du lecteur le tableau suivant pour qu'il voie comment peu à peu et par degrés, l'air de la salle d'accouchements est devenu infectieux et épidémique.

Date de l'accouchement.	Début des accidents.	Noms.	Nº des lits.	Diagnostic.	Marche et terminaison de la maladie.
		Milieu vicié devenant infectieux.			
9 janvier.	11 janvier	Eugénie S.	8	Métrite puerpérale.	Guérison au bout de 8 j.
15 janv.	17 janvier	Marie S.	2	Id.	Guérison. La malade n'entre en convalesc. que vers le 30 janv. et ne sort guérie de l'hôp. que le 15 février.
20 janv.	22 janvier	Blanche P.	15	Id.	Guérison au bout de 9 j.
30 janv.	1 février	Marie P.	1	Métro-péritonite.	Guér. La malade entre en conval. le 27 février et quitte l'hôpital le 17 mars.
18 février	21 fév.	Victorine V.	4	Métro-périton. avec double pleurésie.	Guérison. La mal. entre en convalescence le 20 mars et quitte l'hôpital guérie le 8 avril.
27 février	28 février	Euphrasie D.	8	Métro-péritonite.	Mort en 48 heures.
3 mars	5 mars	Marguerite S.	10	Métro-périt. puerp., lymphang. utérine.	Mort le 4e jour.
12 mars	14 mars	Sophie A.	2	Métro-périton., lymphangite utérine.	Mort en 36 heures.
14 mars	16 mars	Adèle P.	10	Id.	Mort le 3e jour. Urines albumineuses.
17 mars	20 mars	Ernestine G.	2	Id.	Mort le 6e jour. Urines albumineuses.
23 mars	25 mars	Mathilde D.		Légère métrite avec sympt. typhoïde.	Guér. au bout de 10 j.
		Milieu contagieux et épidémique.			
4 avril	6 avril	Elisabeth.	3	Péritonite puerp. et lymphangite utérine avec symptômes typhoïdes graves.	Mort le 12e jour. Urines albumineuses.
7 avril	12 avril	Thérèse A.	15	Métro-périt. puerp. avec symptômes typhoïdes graves.	Mort le 10e jour. Urines albumineuses.
10 avril	14 avril	Berthe L.	4	Périton. et lymph. puerp. avec sympt. typhoïdes graves.	Mort au bout de 5 j. Urines albumineuses.
13 avril	14 avril	Clémence M.	8	Péritonite et lymph. puerp. avec sympt. typhoïde.	Mort au 5e jour. Urines albumineuses.
12 avril	14 avril	Valérie G.	1	Id.	Guérison. Pas d'albumine dans les urines.

Ce tableau statistique n'a pas besoin de commentaires, il établit nettement l'existence, dans la salle Sainte-Marguerite, d'un milieu infectieux ayant progressivement augmenté d'activité et devenu tout à coup épidémique.

M. Lorain, dans les Bulletins de la Société médicale des hôpitaux, M. Quinquand, dans sa thèse inaugurale, rapportent l'histoire d'une épidémie puerpérale ayant sévi en 1869 dans ce même service et dans ce même hôpital. Il est curieux de faire remarquer que, comme nous, ces auteurs ont noté un prélude épidémique consistant dans l'apparition d'érysipèles et d'ophthalmies chez les mères et chez les enfants.

Sous quelle influence se produisent ces transformations du milieu? Est-ce l'énergie croissante des miasmes putrides qui amène ces changements? La chose est possible, mais nous croyons à quelque autre influence. Ce n'est point non plus dans les conditions météorologiques des saisons que nous irons chercher les causes de ces modifications. Les auteurs arrivent à des conclusions trop contradictoires au sujet de l'influence des saisons, du froid, de la chaleur, de la direction des vents, etc., sur le développement des épidémies puerpérales.

La coïncidence des épidémies puerpérales avec des épidémies d'érysipèle et d'infection purulente est un fait connu de tous et signalé depuis longtemps. Dans l'épidémie en question, nous avons observé quelque chose d'analogue : c'est sa coïncidence avec une mauvaise constitntion médicale.

Pendant le premier trimestre de l'année 1875, la constitution médicale de Paris n'a pas été bonne. Le rapport de M. Besnier (1), lu à la Société médicale des hôpitaux, constate que la mortalité générale du premier trimestre 1875 a été notamment supérieure à celle de la période correspondante des trois années précédentes. Dans ce rapport, nous trouvons consignés les faits suivants relativement à la mauvaise constitution de ce premier trimestre.

« Les affections des voies respiratoires se sont montrées plus fréquentes que dans la période correspondante des trois années précédentes, mais non plus graves.

« Les affections diphthéritiques sont toujours restées nombreuses et d'une grande gravité, la mortalité et le nombre total des cas dans les hôpitaux sont cependant inférieurs au chiffre des deux années précédentes, dans lesquelles le nombre des cas et la léthalité avaient atteint les plus extrêmes limites.

La variole, après avoir régulièrement décliné en 1872, 1873 et une partie de 1874, prend à la fin de 1874 et pendant le premier trimestre de 1875 une marche ascensionnelle de nature à faire craindre que la maladie, après être restée près de trois ans à l'état sporadique, ne devienne de nouveau épidémique.

« La scarlatine ne sévit épidémiquement qu'à l'hôpital Sainte-Eugénie dans le service de M. Bergeron où treize cas donnèrent lieu à six décès. »

Les faits cliniques observés à cette époque, dans le service de M. Peter, étaient conformes à la constitution médicale décrite dans ce rapport. Pendant les quatre premiers mois de 1875, nous avons vu évoluer, dans ce service, un grand nombre de pneumonies : beaucoup d'entre elles étaient des broncho-pneumonies accom-

(1) Besnier. Union médicale, 1875.

pagnées de symptômes typhoïdes (diarrhée, langue fuligineuse, abattement général). Un très-petit nombre furent mortelles.

En avril, nous observions un cas d'angine diphthéritique chez un jeune homme de 18 ans; celle-ci ne s'étendit pas au larynx, mais elle détermina une paralysie des muscles du voile du palais et des membres inférieurs.

L'érysipèle, qui d'ordinaire n'entraîne pas la mort, atteignit, ce même mois, un malade à qui l'on avait posé un séton derrière la nuque et le fit mourir au bout de quelques jours.

M. Peter ressentit lui-même les effets du milieu infecté où vivaient ses malades. Il contracta le 23 février à l'avant-bras droit, un anthrax qui, arrivé à son maximum d'intensité le 4 mars, ne lui permit de reprendre son service que le 14.

C'est à l'influence de cette mauvaise constitution médicale amenant, dans les salles, de nombreuses affections thoraciques, des érysipèles graves et des affections diphthéritiques que nous attribuons le caractère épidémique que prirent tout à coup les affections puerpérales endémiques de la salle d'accouchements. Ici encore nous avons observé pour la fièvre puerpérale ce qui arrive souvent pour la fièvre typhoïde qui endémique un certain temps et en de certaines villes, devient rapidement épidémique sous l'influence de causes peu connues.

Rien de bien nouveau dans la manière d'expliquer la genèse de cette épidémie. Voillemier (1), étudiant les causes des épidémies puerpérales, arrive aux conclusions

(1) Voillemier. Cliniques chirurgicales.

suivantes. « Les constitutions atmosphériques souvent invoquées, quoique bien peu connues encore, et l'infection me semblent seules, par leur mode d'action si puissant, si étendu, si imprévu, si variable, expliquer une maladie qui tue tout ce qu'elle frappe. »

Hervieux (1) remarque que lorsque le chiffre annuel des décès sur 100 atteint une proportion élevée, on observe ordinairement des épidémies. A l'appui de cette opinion, il cite les faits suivants. A la maternité de Vienne, dans la période qui s'écoule :

De 1814 à 1822, le maximum des décès sur 100 est			4,9
1823 à 1339,	—	—	10,4
1840 à 184 ,	—	—	16,9

Or, chaque année de cette dernière période est une année épidémique. A la Maternité de Paris, on observe des résultats analogues.

De 1801 à 1818, le chiffre maximum de la mortalité annuelle est			6,94
1819 à 1828,	—	—	7,39
1829 à 1860,	—	—	11,62
1861 à 1864,	—	—	18,43

D'où vient, ajoute l'auteur à qui nous venons d'emprunter les chiffres précédents, cette permanence des épidémies puerpérales pendant sept ans à Vienne, pendant six ans à Paris? d'où vient que ces épidémies sont devenues subintrantes? ou plutôt pourquoi se sont-elles transformées en une désastreuse endémie? Cela tient à l'empoisonnement chronique du milieu où le fléau s'est installé.

Pour nous aussi, c'est l'empoisonnement chronique

(1) Hervieux. Traité des maladies puerpérales.

dont la salle Sainte-Marguerite était infectée depuis le commencement de janvier, qui doit être regardé comme cause principale de l'épidémie qui a sévi sur les accouchées de Saint-Antoine. La mauvaise constitution médicale est la cause secondaire à laquelle nous attribuons la transformation du milieu vicié en milieu contagieux et épidémique. Sans l'infection préalable de la salle, la constitution médicale aurait-elle suffi à déterminer l'apparition de l'épidémie? Nous ne le croyons pas; dans ce cas, la fièvre puerpérale épidémique aurait sévi dans toutes les maternités de Paris; ce qui n'a pas eu lieu.

L'existence d'un milieu infectieux précédant l'apparition de la fièvre puerpérale épidémique impose la pratique suivante. Chaque fois que, dans une maternité, des métrites ou des métro-péritonites ou des fièvres puerpérales sporadiques se montrent comme indices de la viciation et de l'infection de l'air, il faut fermer cette maternité ou au moins restreindre le nombre des admissions jusqu'à disparition complète des accidents puerpéraux. Cette mesure prudente aura l'avantage de s'attaquer à un milieu n'ayant point encore l'activité du milieu contagieux.

Le contage puerpéral une fois né n'est pas resté limité à la salle où il s'était développé, il a étendu sa sphère d'activité bien au delà. Il serait difficile de limiter l'étendue de cette sphère d'activité, mais le fait est en lui-même incontestable.

Dès le début de l'épidémie, M. Peter fit fermer et évacuer son service d'accouchements. A partir du 15 avril, on ne reçut plus à St-Antoine de femmes enceintes, toutes allèrent accoucher chez des sages-femmes. Plusieurs fois cependant, il fut impossible de tenir cette conduite vu l'état avancé de l'accouchement; et, par exception.

des femmes accouchant, pour ainsi dire, à la porte de l'hôpital furent admises d'urgence dans les salles de médecine.

Du 15 avril au 16 mai sept femmes entrèrent dans ces conditions à St-Antoine. Sur ce nombre, trois succombèrent rapidement à des accidents puerpéraux. En voici du reste le tableau.

17 avril.	— Accouchement à la salle	Sainte-Cécile. .	Pas d'accidents.
20 —	— —	—	Pas d'accidents.
22 —	— —	Sainte-Jeanne .	Mort, le 5 mai, par péritonite puerpérale.
25 —	— —	Sainte-Thérèse.	Mort.
28 —	— —	Sainte-Thérèse.	Mort, le 30 avril, d'accidents puerpéraux.
28 —	— —	Sainte-Cécile. .	Pas d'accidents.
9 mai.	—	au pavillon III	Pas d'accidents.

Ces faits prouvent bien l'activité d'action du contage puerpéral et la facilité avec laquelle il se diffuse.

Dans l'épidémie de 1869 M. Quinquaud (1) signale également des accidents puerpéraux mortels dans les services de médecine, où avaient eu lieu quelques accouchements après la fermeture de la salle Sainte-Marguerite.

Le 16 mai, après un mois de ventilation et un nettoyage complet, la salle Sainte-Marguerite est de nouveau ouverte aux femmes enceintes; mais, dès le 23 il faut cesser les admissions. Sur onze femmes accouchées dans la salle, cinq furent atteintes d'accidents puerpéraux auxquels trois succombèrent.

La salle d'accouchements fut désormais fermée jus-

(1) Quinquaud. Loco citato, p. 33.

qu'au 1er juillet, elle fut nettoyée et lessivée à plusieurs reprises. Hermétiquement close, elle fut soumise durant huit jours au dégagement de vapeurs de chlore. Quelques femmes en couches furent ensuite reçues à Sainte-Marguerite. Mais, dès le 6 juillet, nous étions informés par l'apparition de deux ophthalmies purulentes, que le contage puerpéral n'était pas entièrement détruit. Car, d'après les travaux de Lorain, la relation de ces manifestations purulentes chez le fœtus avec la fièvre puerpérale est incontestable.

En effet, le 15 juillet, apparition non douteuse de lymphangite utérine chez une accouchée qui succombe le 19,

Le 18 juillet, une seconde femme est prise d'accidents puerpéraux, et elle meurt le 24.

Le 22 juillet, une troisième accouchée est frappée et elle succombe le 26.

Du 24 juillet au 1er août, aucune femme n'est admise. Au 1er août, nouvel essai. Quelques femmes accouchent à Sainte-Marguerite, mais le prompt décès d'une de ces accouchées oblige à fermer définitivement la salle le 14.

Dans le passage suivant de la thèse de M. Quinquaud : « malgré le nettoyage de la salle, les fumigations répétées, les femmes éprouvent dès le premier mois de la réouverture de la salle, des accidents puerpéraux de toute sorte ; » nous trouvons une nouvelle analogie à établir entre l'épidémie de 1869 et celle de 1875. En voyant se perpétuer l'épidémie malgré toutes les précautions hygiéniques, M. Peter prescrivit l'évacuation complète de la salle et il y fit placer des malades ordinaires. Pendant six semaines, tuberculeuses et fièvreuses de toute sorte dégagèrent leurs miasmes. Quelle influence ces miasmes ont-ils eu sur le miasme puerpéral ? Il serait difficile de le dire ;

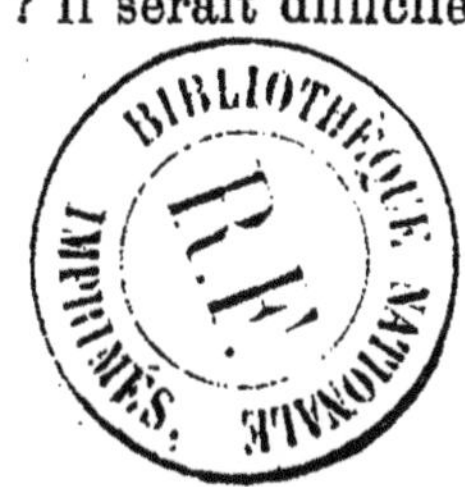

mais le fait n'en reste pas moins avec toute son importance. A partir du 6 octobre, époque à laquelle on commença à recevoir quelques femmes enceintes, jusqu'au 1er janvier, époque à laquelle nous avons quitté le service, nous n'avons eu à déplorer la mort que d'une seule accouchée; et dans cet espace de temps, plus de quatre-vingts femmes accouchèrent. Nous devons même faire remarquer que l'accouchée qui succomba, s'était infectée ailleurs que dans la salle. Infirmière aux varioleuses pendant sa grossesse, elle fut prise, 2 jours après son accouchement, de fièvre et de douleurs vives au niveau de la corne utérine gauche. Au bout de 24 heures, cette douleur s'amendait; sur le tronc et les membres, on vit alors apparaître une éruption scarlatiniforme. Celle-ci dura cinq jours et, au moment où elle pâlissait, la malade fut prise de symptômes suraigus de péritonite qui l'emportèrent au bout de quelques heures.

La fièvre puerpérale épidémique a donc sévi en 1875 pendant six mois entiers sur les accouchées de Saint-Antoine. Nous tenons à faire ressortir que le contage puerpéral qui a produit cette épidémie, est né au sein d'un milieu profondément vicié, qu'il a étendu son action loin du lieu où il avait pris naissance; et qu'enfin son activité ne s'est éteinte qu'au bout de six mois.

Le contage puerpéral a une activité qui dure longtemps, et qui ne s'éteint pas sur place. Le fait suivant en est encore une preuve.

Au mois de janvier 1870, la maternité de l'hôpital de Tours fut le théâtre d'une épidémie puerpérale. Quatre accouchées frappées de puerpérisme infectieux, succombèrent en quelques jours à des accidents de métro-péritonite avec symptômes typhoïdes. Toutes ces malades eurent, une diarrhée fétide, et présentèrent l'aspect typhique avec altération des traits et langue fuligineuse ; l'une d'elles mourut même en 36 heures dans un état presque cholériforme.

On évacua aussitôt la maternité, et on l'installa dans un pavillon situé au milieu d'un vaste jardin et éloigné de plus de 400 mètres de l'endroit où s'était déclaré l'épidémie. Inutile de dire que l'installation de cette nouvelle maternité n'avait dans son mobilier rien qui provînt de l'ancienne.

Malgré ces précautions hygiéniques et la bonne situation de ce nouveau pavillon d'accouchements, les deux premières femmes qui vinrent y accoucher, succombèrent à la même affection et avec les mêmes symptômes typhoïdes. Le service des femmes en couches fut alors complétement supprimé à l'hôpital de Tours, pendant plusieurs mois, et le contage puerpéral se détruisit.

Ceci nous amène à formuler quelques conclusions d'hygiène hospitalière.

Après les travaux de Lorain, de Tarnier, de Lefort, d'Hervieux etc., il n'est pas douteux que la suppression de toutes les maternités ne soit le meilleur moyen de faire disparaître la fièvre puerpérale épidémique. Cette mesure extrême n'étant pas près d'être mise à exécution par les administrations hospitalières, voici les réflexions que nous suggèrent les faits exposés plus haut.

Dans une salle d'accouchements, où s'observent des cas de fièvre puerpérale endémique l'apparition de la fièvre puerpérale épidémique est à redouter, aussi l'évacuation de cette salle est elle absolument nécessaire pendant plusieurs semaines. En d'autres termes l'alternance des salles devrait exister dans toutes les maternités actuelles ; et si cette organisation eût existé à l'hôpital Saint-Antoine, il est probable que la fièvre puerpérale épidémique n'eût pas sévi.

Si l'alternance des salles suffit pour se défendre contre la fièvre puerpérale endémique, cette mesure est dérisoire lorsqu'on se trouve aux prises avec la fièvre puerpérale épidémique. Ce qui s'est passé en 1869 et en 1875 à l'hôpital Saint-Antoine, ce qui se passait en 1870 à l'hôpital de Tours, démontrent bien cette insuffisance.

Ce qu'il faut opposer à la fièvre puerpérale épidémique, c'est l'évacuation complète entière et prolongée. Les demi-mesures sont inefficaces contre ce fléau, loin de le détruire elles entretiennent son activité.

DEUXIÈME PARTIE

Au mois d'avril 1875, lorsque la fièvre puerpérale épidémique se déclara à la maternité de Saint-Antoine, cinq accouchées en furent aussitôt atteintes : quatre succombèrent rapidement, une seule guérit. Chez ces cinq malades, nous observions cependant des accidents puerpéraux si semblables que nous avions porté sur toutes le même pronostic fatal. Pourquoi cette unique et fort heureuse exception? Hâtons-nous de le dire : la seule des accouchées qui guérit de la fièvre puerpérale, ne présenta jamais d'albumine dans son urine; tandis que les quatre qui succombèrent eurent leurs urines albumineuses dès le troisième ou le quatrième jour de leur maladie.

Ce fait remarquable nous a engagé à étudier l'albuminurie survenant dans le cours de la fièvre puerpérale, et c'est cette étude qui formera la deuxième partie de notre travail.

Sous le nom d'albuminurie puerpérale, Rayer, Martin-Solon, Blot, Imbert-Gourbeyre, désignent plus particulièrement l'albuminurie qui survient chez la femme grosse. Cette albuminurie gravidique n'est le plus souvent qu'un simple trouble fonctionnel qui disparaît quelque jours après l'accouchement. Cependant elle produit parfois une néphrite parenchymateuse qui peut amener l'éclampsie et l'avortement.

La nouvelle accouchée a comme les convalescents de scarlatine, une grande tendance à devenir albuminurique. Qu'elle se fatigue, ou qu'elle s'expose à un refroidissement et souvent on voit apparaître les signes non douteux d'une néphrite albumineuse. Cette albuminurie est dite post-puerpérale.

Ces deux sortes d'albuminurie ne rentrent pas dans notre sujet d'étude. Ici nous ne voulons étudier que l'albuminurie qui survient dans le cours de la fièvre puerpérale.

Sur ce sujet les auteurs renferment bien peu de renseignements. M. Gubler dans son article Albuminurie du dictionnaire encyclopédique, cite la fièvre puerpérale au nombre des maladies générales où les urines peuvent devenir albumineuses, et comme y occupant le sixième rang par ordre de fréquence; mais il n'entre dans aucun détail sur cette variété. Hervieux, dans son traité des maladies puerpérales, consacre un chapitre aux néphrites puerpérales, il traite à peine notre sujet.

M. Petit qui nous a précédé comme interne dans le service de M. Peter, a recueilli plusieurs faits de fièvre puerpérale avec albuminurie, il doit prochainement les publier dans sa thèse inaugurale.

L'étude que nous entreprenons sur l'albuminurie de la fièvre puerpérale sera donc le résumé de nos observations. Nous avons surtout cherché à connaître les caractères cliniques de cette albuminurie et à en apprécier la valeur pronostique. Nous aurions également désiré étudier sa physiologie pathologique, mais le temps et les moyens nous ont manqué, aussi n'en disons-nous que quelques mots.

La fièvre puerpérale est multiple dans ses formes, et les auteurs, suivant l'épidémie qu'ils ont observée, décrivent surtout comme fièvre puerpérale la métrite (Danyau), la péritonite (Beau), l'angioleucite (Tonnelé, Nonat, Cruveilhier, Voillemier), la phlébite (Dance, Béhier). Toutes ces formes ont cela de commun qu'elles arrivent rapidement à la suppuration et qu'elles peuvent revêtir la forme épidémique. Voillemier et M. Peter distinguent deux grandes classes de fièvre puerpérale : 1° la fièvre puerpérale à forme pyohémique ou à forme d'infection purulente; 2° la fièvre puerpérale à forme typhoïde ou typhus puerpéral.

L'albuminurie survient-elle dans toutes ces différentes formes de fièvre puerpérale?

L'épidémie qui a sévi en 1875 sur les accouchées de Saint-Antoine, a pris la forme de lymphangite utérine avec symptômes typhoïdes graves. Dans cette forme qui rentre dans le typhus puerpéral de Voillemier et de M. Peter, nous avons presque toujours rencontré les urines albumineuses dès les premiers jours de l'invasion de la maladie.

Les autres formes de fièvre puerpérale que nous avons accidentellement observées, sont trop peu nombreuses pour que nous puissions formuler quelques conclusions à ce sujet. Disons cependant ce que nous avons trouvé dans ces formes.

Dans deux cas de fièvre puerpérale, à forme pyohémique avec frissons répétés et abcès métastatiques, l'analyse quotidienne des urines ne nous a donné que des résultats négatifs. D'où il ne suit pas que l'albuminurie ne doive jamais se rencontrer dans cette forme. Nos observations sont d'abord trop restreintes pour arriver à cette conclusion, et ensuite des abcès métastatiques développés dans les reins peuvent produire ce signe. Cette éventualité est assez rare, aussi nous pensons que dans la pyohémie puerpérale comme dans la pyohémie chirurgicale, il n'est pas de règle de trouver les urines albumineuses.

Dans une forme hybride de fièvre puerpérale avec éruption scarlatiniforme, nous avons vu les urines devenir albumineuses au troisième jour de la maladie. Cette albuminurie fut très-abondante, mais elle ne persista qu'un jour. A l'albuminomètre d'Esbach nous trouvâmes 80 grammes d'albumine par litre, quantité bien supérieure à celle que nous avons rencontrée dans les autres cas, comme nous le verrons plus loin. Cette forme bâtarde de fièvre puerpérale s'était développée chez une femme qui, durant sa grossesse, avait soigné les varioleuses. Nous avons dit plus haut les principaux accidents qu'elle avait présentés.

C'est surtout dans le typhus puerpéral avec détermination du côté des lymphatiques que nous avons étudié l'albuminurie de la fièvre puerpérale. Dans cette forme dont la caractéristique anatomique est la présence du pus dans les lymphatiques utérins et dont les signes cliniques sont un frisson ordinairement violent et unique, une douleur vive d'abord limitée à l'utérus, puis s'étendant progressivement à toute l'étendue du péritoine, un aspect général typhique et une haute température, il est de règle de trouver les urines albumineuses dès les premiers jours de la maladie et chaque fois que la terminaison doit être fatale. Nous appuyons cette assertion sur dix observations dont voici le résumé. Dans ces dix cas de lymphangite utérine purulente accompagnée de symptômes typhoïdes graves, neuf fois nous avons trouvé les urines albumineuses et neuf fois nous avons eu à déplorer la mort des malades. Dans un seul cas, l'albumine fit défaut et il y eut guérison.

Il existe, comme on le sait, une albuminurie dite gravidique, observée fréquemment dans les derniers mois de la grossesse, et principalement chez les primipares. Celle-ci persiste un certain temps après l'accouchement. On pourrait alors demander si l'albuminurie de nos malades ne serait pas une pure coïncidence et si antérieure aux accidents puerpéraux, elle n'en serait pas complètement indépendante.

Cette objection n'a pas lieu d'être faite, car, chez nos malades nous avons pratiqué l'analyse quotidienne de leurs urines (1) à partir du début des accidents; et voici les résultats que nous avons obtenus.

Le premier jour de la fièvre, l'analyse des urines a toujours été négative. Dans quelques cas, nous avons vu les urines être albumineuses dès le second jour. Mais c'est le plus souvent le troisième jour, quelquefois cependant le quatrième que l'albumine est apparue dans les urines des femmes atteintes de fièvre puerpérale. Une fois constatée cette albuminurie a persisté jusqu'à la mort des malades; cette persistance jusqu'au terme fatal est notée dans nos neuf observations.

La gravité de ce symptôme ne paraît pas tenir au simple fait de l'albuminurie, mais bien à sa cause, laquelle dépend vraisemblablement d'une altération profonde du sang. Dans le service de M. Peter, nous avons vu l'an dernier deux femmes éclamptiques avec urines albumineuses, être prises après leur accouchement d'accidents assez sérieux de métrite et de métro-péritonite et guérir cependant malgré leur néphrite albumineuse. Si par

(1) Les urines ont toujours été prises avec la sonde.

elle-même l'albuminurie eût été un signe fatal, les choses ne se seraient pas passées ainsi. Il semble donc acquis que ce qui fait la gravité de l'albuminurie puerpérale réside dans la cause qui la produit. Chez les éclamptiques les urines albumineuses indiquaient une altération légère du filtre rénal ; chez les malades frappées par le typhus puerpéral, elles annonçaient une altération profonde du sang et des liquides de l'économie.

Hervieux (1) rapporte à l'article néphrite puerpérale huit observations d'albuminurie puerpérale; dans six cas, l'albuminurie et les accidents qu'elle avait occasionnés ont promptement disparu ; dans deux cas, ce symptôme a persisté jusqu'à la mort qui est arrivée rapidement. L'auteur fait suivre chaque observation de quelques réflexions explicatives sur le rôle qu'a joué l'albuminurie dans chaque cas. Ponr nous, cette différence de marche et de terminaison tient à la distinction faite plus haut entre l'albuminurie gravidique et l'albuminurie de la fièvre puerpérale. Du reste, parmi les cas de guérison, il est plusieurs fois noté que l'albuminurie avait débuté pendant la grossesse.

L'albuminurie de la fièvre puerpérale ne se révèle par aucun des signes habituels de l'albuminurie brightique ; elle demande à être cherchée pour être trouvée, absolument comme l'endocardite rhumatismale, varioleuse ou érysipélateuse qui ne se découvre qu'à l'auscultation. Il n'existe ordinairement pas d'œdème, comme dans les albuminuries toxiques ; les urines ne sont pas sanglantes : les malades n'accusent point de douleurs du côté des reins. Pour constater l'albuminurie de la fièvre puerpérale, il est donc nécessaire d'examiner tous les jours

(1) Loco citato, p. 610.

et surtout le troisième jour les urines des femmes atteintes d'accidents puerpéraux.

Une seule chose paraît coïncider avec l'apparition de l'albumine, c'est l'aggravation de l'état local et général. Dans la plupart de nos observations, nous avons vu une amélioration notable se produire, au deuxième jour de la fièvre, sous l'influence du traitement; les douleurs abdominales moins vives, avaient permis aux malades de prendre un peu de repos, la fièvre était moindre. Au troisième jour, en même temps que l'albumine apparaissait dans les urines, toute amélioration disparaissait, la face se grippait, la fièvre augmentait, la douleur jusque-là circonscrite à l'utérus s'étendait au péritoine.

La quantité d'albumine rendue en 24 heures n'est pas considérable dans l'albuminurie de la fièvre puerpérale. A l'aide de l'albuminomètre d'Esback, nous avons fait plusieurs dosages d'où il résulte que la proportion d'albumine varie de 10 à 20 grammes par litre. Il n'y a pas d'augmentation dans la quantité d'urines rendues en 24 heures.

Il est de règle de trouver à l'examen microscopique des urines albumineuses des éléments anatomiques dégénérés, tels que des lambeaux d'épithélium graisseux, des tubes hyalins etc. Dans l'albuminurie en question, il ne nous a jamais été donné d'observer chose semblable. Vues au microscope, les urines de nos malades contenaient quelques cellules épithéliales granuleuses, mais aucun des éléments anatomiques dégénérés cités plus haut.

En résumé, les caractères de l'albuminurie que nous venons d'étudier sont les suivants : cette albuminurie se rencontre surtout dans le typhus puerpéral, par exception dans la fièvre puerpérale à forme pyohémique. Elle apparaît du deuxième au quatrième jour à partir du début de la maladie, plus souvent au troisième jour qu'au second ou au quatrième ; elle persiste jusqu'à la terminaison fatale qui est de règle; elle coïncide avec une aggravation des symptômes locaux et généraux; mais elle ne s'accompagne ordinairement ni d'œdème ni d'hématurie, ni d'accidents nerveux, et elle demande par conséquent à être recherchée pour être découverte. La proportion d'albumine contenue dans les urines n'est jamais abondante et le microscope n'y découvre pas d'éléments anatomiques dégénérés.

Vu que cette albuminurie apparaît au moment ou la sécrétion lactée commence à s'établir, on pourrait objecter que la présence de l'albumine dans l'urine de nos malades est simplement une coïncidence. Je ne sache pas que l'albuminurie ait été notée comme pouvant accompagner la fièvre de lait. De plus, nous avons plusieurs fois examiné l'urine des femmes nouvellement accouchées pendant tout un septénaire, sans jamais découvrir aucune trace d'albumine.

Les malades qui font le sujet de nos observations ont toutes été traitées par des applications de vésicatoires plusieurs fois répétées. Les travaux de Bouillaud (1) de Morel-Lavallée, de Vernois et de M. Gubler (2) ont appris que parfois la simple application d'un vésicatoire était suivie d'une légère albuminurie. On pourrait donc accuser la vésication cantharidienne de produire l'albuminurie observée pendant le cours de la fièvre puerpérale. Qu'il nous suffise de faire remarquer que, dans la moitié

(1) Bouillaud. Communication à l'Académie des sciences (1847).
(2) Gubler. Dictionnaire encyclopédique, art. Albuminurie, p. 500.

des cas au moins, la présence de l'albuminurie fut constatée avant l'application de vésicatoire.

Nous croyons donc pouvoir, sans erreur aucune, attribuer à la maladie elle-même l'albuminurie constatée au troisième jour de la fièvre puerpérale à forme de lymphangite utérine avec symptômes typhoïdes. Au reste, nous plaçant actuellement à un point de vue que nous abandonnerons bientôt, est-il étonnant qu'une manifestation morbide de l'utérus aussi intense que l'angioleucite puerpérale, détermine des troubles du côté des reins, quand on sait depuis les travaux de Martin-Solon et de Rayer que les affections utérines retentissent souvent sur la glande rénale.

Constater la présence de l'albumine dans les urines au troisième jour de la fièvre puerpérale n'est pas un fait de pure curiosité scientifique, c'est encore une donnée importante pour le pronostic, et dont il nous reste à étudier la valeur.

Il y a longtemps qu'Hippocrate a dit : que le meilleur médecin est celui qui sait connaître d'avance ; voulant ainsi faire ressortir toutes les difficultés du pronostic. Ces difficultés sont loin d'être minimes dans la fièvre puerpérale et surtout lorsque celle-ci n'est pas épidémique. En pareilles circonstances, il est rare qu'au troisième jour de la maladie, les symptômes graves soient assez accentués pour permettre au médecin grande certitude dans son pronostic. Si nous nous reportons à nos observations, nous ne trouvons noté, la plupart du temps, à cette époque, aucun symptôme assez alarmant pour qu'il soit possible d'affirmer un dénouement fatal et prochain. La douleur du ventre quoique vive n'est pas encore étendue ; malgré une fièvre intense et une température élevée l'état des forces est satisfaisant, la face n'est pas altérée, rien en un mot qui indique qu'on ne doive pas triompher du mal.

Comme l'albuminurie de la fièvre puerpérale apparaît le plus souvent le troisième jour et, comme dans les neuf cas où nous l'avons constatée, il y eut mort et mort rapide, nous croyons que la recherche de ce symptôme est une donnée assez importante au point de vue du pronostic pour être pratiquée dans chaque cas de fièvre puerpérale.

Les premiers auteurs qui trouvèrent de l'albumine dans les urines de malades atteints d'affections diphthéritiques eurent de la tendance à voir dans ce symptôme nouveau un signe incontestable pour distinguer les diphthéries malignes des bénignes. Nous avouerons avoir actuellement la même tendance et, nous pensons que toute fièvre puerpérale, au troisième jour de laquelle on trouve des urines albumineuses, est une fièvre puerpérale grave qui doit entraîner rapidement la mort.

Cependant, nos observations étant relativement restreintes, et l'albuminurie que nous avons observée pouvant tenir au génie même de l'épidémie qui a sévi cette année à Saint-Antoine ; il nous semble sage de faire sur ce point quelques réserves, jusqu'à ce que l'expérience des autres ait confirmé ou infirmé nos observations.

Pour que ce signe ait toute sa valeur, il est bien entendu qu'il faut que la fièvre puerpérale n'ait point la forme pyohémique, et ensuite qu'on ait examiné les urines dès le premier jour de la maladie. Sans cela, il pourrait se faire qu'une accouchée albuminurique de par sa grossesse, fut prise de métrite, et qu'examinant ses urines le troisième jour des accidents, on fit une erreur fâcheuse de pronostic : ayant vu précédemment que des femmes albuminuriques pendant et après leur grossesse peuvent être atteintes d'accidents perpéraux et parfaitement guérir malgré leurs urines albumineuses.

A quoi attribuer la si grande gravité de cette albuminurie? Sans doute à la cause dont elle dépend. Nous avons déjà dit que très-vraisemblablement, cette albuminurie indiquait une altération profonde du sang rendu incapable de retenir ses matières albuminoïdes, et les laissant filtrer à travers la glande rénale saine.

Établir ce fait d'une manière incontestable n'eût pas été le côté le moins intéressant de cette question. Malheureusement nous ne sommes pas en mesure de le faire; les quelques examens microscopiques que nous avons pratiqués nous-même sont trop défectueux et ne suffisent pas pour établir l'absence de lésions rénales.

A l'œil nu la plupart des reins que nous avons examinés ne présentaient aucune altération notable. La consistance, le volume et le poids en étaient normaux, la substance corticale parfois injectée et congestionnée n'était pas granuleuse; il n'y avait point de foyer hémorrhagique, aucun point ne présentait la coloration jaune pâle qui indiquât la dégénérescence graisseuse. Dans les cas où nous avons recherché si l'albuminurie ne tenait pas à une phlébite des veines ovariques étendue aux veines rénales, comme Rayer (1) et Gubler (2) en citent des exemples; nous n'avons rien trouvé à signaler.

S'il nous manque quelques preuves pour conclure à l'albuminurie toxique, nous avons cependant comme probabilité à invoquer en faveur de cette opinion, nos

(1) Rayer. Traité des maladies des reins, t. I, p. 506 (1839).
(2) Gubler. Art. Albuminurie, Dict. de Dechambre, t. II, p. 487.

investigations anatomiques négatives et la marche clinique de la maladie.

Le jour où il sera bien démontré que l'albuminurie de la fièvre puerpérale ne tient pas à une lésion rénale ; on aura là outre une preuve indirecte, mais incontestable de l'altération du sang dans la fièvre puerpérale, un argument de grande valeur au point de vue de la pathologie générale.

Si cette albuminurie dépend d'une altération du sang et non d'une lésion inflammatoire du rein, il devient hors de doute que la fièvre puerpérale est une maladie générale à l'égal de la fièvre typhoïde et de la variole.

Cette doctrine admise de tout temps et soutenue avec éclat lors de la discussion académique de 1858 par P. Dubois, Danyau, Trousseau, Depaul, etc., trouve actuellement un certain nombre d'adversaires.

M. Siredey a publié dernièrement dans les Annales de gynécologie (1), un article ayant pour titre la fièvre puerpérale n'existe pas, et dans lequel il détruit tous les arguments produits en faveur de la fièvre puerpérale considérée comme maladie générale.

M. le professeur Béhier a depuis longtemps écrit dans le même sens.

En présence de ces dissidences, il était sage de se demander si la vérité ne se trouvait pas dans les deux camps et si la fièvre puerpérale débutant par une simple inflammation locale, ne devenait pas après quelques jours d'invasion une maladie générale et toxique empruntant toute sa gravité à ce dernier caractère.

L'albuminurie que nous venons de signaler dans l'an-

(1) Siredey. Annales de gynécologie, mars et avril 1875.

gioleucite puerpérale grave donne à cette opinion mixte quelque fondement de vérité.

Cette opinion mixte entraîne comme conséquence thérapeutique l'usage d'un traitement à la fois antiphlogistique et antiseptique.

Le traitement antiphlogistique par les sangsues, les ventouses scarifiées, les vésicatoires donne de bons résultats. Quant au traitement antiseptique, il est encore à trouver, car le sulfate de quinine, l'alcool, etc., ne paraissent en rien modifier la marche de la maladie.

TROISIÈME PARTIE

Observations.

Observation I.

Lymphangite et péritonite puerpérales avec symptômes typhoïques graves. — Urines albumineuses. — Mort au douzième jour de la maladie.

Elisabeth, âgée de 23 ans, entre à l'hôpital Saint-Antoine, dans le service de M. Peter, salle Sainte-Marguerite, le 3 avril 1875 pour y faire ses premières couches.

Le 4 avril, elle accouche naturellement et sans accident, d'un enfant à terme, qui se présentait par le sommet.

Le 6. Vers le matin, elle fut prise subitement de frisson et de très-vives douleurs dans le bas-ventre. A la visite, l'utérus était douloureux à la pression dans la totalité de son étendue, avec maximum du côté droit. M. Peter prescrivit l'application de six ventouses scarifiées à la région épigastrique. P. 116 ; T. 39,4. *Pas d'albumine dans les urines.*

Le 7. Grâce aux ventouses qui ont calmé les douleurs abdominales, la nuit a été bonne, et ce matin la fièvre est tombée.

Le 8 et 9. A peine un léger mouvement fébrile; la malade mange avec appétit, elle dort bien et elle ne souffre qu'un peu au niveau de la corne utérine droite. Pour enlever cette douleur, on applique un vésicatoire.

Le 10. La malade est moins bien que les jours précédents, elle a une violente céphalalgie, des bourdonnements d'oreilles et de la diarrhée ; sa langue est blanche et humide, malgré une fièvre vive; pas de frissons; *les urines contiennent de l'albumine.* Soir. P. 128 ; T. 40,9.

Le 11. P. 88; T. 37,3. La diarrhée et la céphalalgie persistent; amaigrissement considérable; la langue est tremblante; évidemment un état typhoïde grave vient de s'ajouter à la métrite. Soir. T. 40,9; P. 120.

Le 12. T. 38,7. Dans la journée, la malade aurait eu un léger frisson ; le lait est peu abondant ; les lochies coulent à peine; l'utérus reste toujours douloureux à la pression ; *urines albumineuses.* Soir. T. 41 ; P. 120.

Le 13. T. 38,2; P. 104. Même état typhique. Soir. T. 40,8; P. 120.

Le 14. T. 39,6 ; la langue commence à se sécher ; les forces diminuent, les traits s'altèrent et se tirent, la diarrhée ne cesse pas. Application d'un second vésicatoire sur l'utérus qui reste volumineux et douloureux. Soir. T. 41, 5 ; Pouls 140.

Le 15. T. 41 ; P. 130 ; mauvaise nuit ; l'état typhique s'aggrave T. 41,3; P. 140 ; R. 21.

16 avril. T. 39°. P. 124. La face est pâle et grippée, les yeux cernés, les lèvres tremblotantes ; soubresauts des tendons.

Les urines contiennent toujours une légère quantité d'albumine. Le dépôt de ces urines, examiné au microscope, ne contient aucun tube ni graisseux, ni hyalin, ni fibrineux; à peine aperçoit-on quelques cellules épithéliales et encore ces cellules sont normales; mais ce qui paraît vraiment pathologique, ce sont des groupes de leucocytes assez nombreux et disséminés au milieu de la préparation (1). Soir, T. 40,7. P. 128.

Le 17. T. 40,9. P. 132. Le pouls est fuyant, à peine perceptible ; l'abattement est considérable ; les soubresauts des tendons persistent. La malade touche à ses derniers moments.

A quatre heures du soir, T. 40,8. Le pouls ne peut plus se compter.

Mort à quatre heures et demie du soir.

Le 19. Nécropsie.

Cavité abdominale. — Météorisme assez considérable de l'estomac et des intestins. Le péritoine contient de 1,500 à 2,000 gr. d'une sérosité louche presque purulente. Le grand épiploon gastro-colique est adhérent au bord supérieur de l'utérus.

L'utérus dépasse le pubis de deux travers de doigt ; il est couvert de petites fausses membranes jaunâtres très-ténues. Les deux cornes utérines laissent voir par transparence plusieurs points blanchâtres dus à la présence d'abcès développés dans les lym-

(1) Nous regrettons vivement de n'avoir pas fait contrôler cet examen microscopique.

phatiques. Une incision pratiquée au niveau de ces points laisse échapper un pus crémeux et épais. La surface interne de l'utérus présente vers sa partie moyenne quelques détritus mous et brunâtres. Les sinus utérins sont sains.

Les ovaires sont volumineux et ils sont infiltrés de sérosité fibrino-albumineuse.

Les lymphatiques prévertébraux noueux contiennent quelques gouttelettes de pus.

Point d'ulcérations intestinales; les plaques de Peyer sont saines.

Le foie est volumineux et recouvert de petits flocons jaunâtres, fibrino-purulents. Il ne contient pas d'abcès métastatiques.

La rate est saine.

Les reins ont leur volume normal et n'offrent macroscopiquement aucune lésion bien appréciable. La substance intermédullaire est congestionnée dans quelques points.

Thorax. — Par suite du météorisme gastro-intestinal, la capacité thoracique est fortement diminuée et les poumons s'y trouvent ratatinés. Ceux-ci sont congestionnés, mais ne présentent pas d'abcès métastatiques.

A peine quelques gouttes de liquide dans les plèvres. La plèvre viscérale du lobe inférieur des deux poumons est tapissée de débris de fausses membranes.

Le cœur est sain.

Les articulations de l'épaule et des deux genoux sont saines.

Observation II.

Lymphangite et péritonite puerpérales avec symptômes typhoïques graves. — Urines albumineuses. — Mort au sixième jour.

Berthe L..., âgée de 19 ans, primipare, entre le 10 avril 1875 à l'hôpital Saint-Antoine, salle Sainte-Marguerite, en douleurs depuis déjà quelques heures. Elle accouche ce jour même et naturellement d'un enfant bien portant.

Tout se passe bien jusqu'au 14 avril ; mais à la visite de ce jour, la malade se plaint d'avoir été prise vers le milieu de la nuit de vives douleurs abdominales. L'utérus est, en effet, douloureux à la pression et surtout au niveau de la corne droite.

La langue est humide, la figure bonne; le pouls bat 120.

Application de 6 ventouses scarifiées à la région épigastrique.

Les urines ne contiennent pas d'albumine.

Soir. La malade se trouve bien soulagée; son ventre est moins douloureux.

P. 120. T. 41°.

15 avril. Nuit excellente; très-peu de fièvre; on pense que la maladie va en rester là.

Le 16. Le ventre s'est ballonné, il est devenu de nouveau douloureux à la pression et surtout du côté droit. De plus, la malade a une diarrhée fétide, la peau sèche, la figure tirée et le pouls fréquent : 120. La température est à 39,4.

Vésicatoire à droite de l'ombilic et deux verres d'eau Sedlitz. Soir. T. 40,3. P. 120.

Le 17. L'état typhoïde s'accentue davantage, la figure est mauvaise et marque l'abattement.

P. 120. T. 39,4.

L'examen des urines par l'acide nitrique et la chaleur décèle la présence de l'albumine. Soir. Quelques vomissements glaireux. P. 128. T. 39,8.

Le 18. La malade est tellement abattue qu'elle ne se plaint de rien; son ventre est ballonné et la pression n'y est plus douloureuse; sa langue est sèche et tremblante; ses yeux profondément excavés; sa figure émaciée et pâle; ses traits décomposés.

La diarrhée persiste ainsi que les vomissements. T. 40,1. P. 160. R. 68. Soir. T. 39,4. Le pouls est très-petit, à peine perceptible; il bat 152.

Le 19. La malade meurt sur les quatre heures du matin.

Le 20. Nécropsie.

Cavité abdominale. — Péritoine très-vascularisé; il contient environ 2,000 gr. d'un liquide jaunâtre presque purulent dans lequel nagent un grand nombre de fausses membranes.

L'utérus est recouvert de ces fausses membranes sur ses deux faces; il est bien revenu sur lui-même, et ses sinus ne contiennent pas de pus; mais aux deux cornes utérines on trouve plusieurs petits abcès développés dans les lymphatiques. La face interne de l'utérus présente une sanie rougeâtre sans fétidité, mais de mauvais aspect.

Les lymphatiques qui longent les vaisseaux utéro-ovariens sont distendus çà et là par de petits abcès.

Les anses intestinales sont vivement injectées, mais n'adhèrent point entre elles.

Le foie, la rate ne présentent rien de particulier à noter.

La vessie est également saine.

Les reins sont normaux quant à leur volume, leur coloration et leur consistance, et ils ne présentent à un examen macroscopique minutieux aucune lésion à noter.

Thorax. — Congestion intense des deux bases pulmonaires ; pas d'abcès métastatique.

Plèvre normale.

Cœur sain.

Observation III.

Lymphangite et péritonite puerpérales avec symptômes typhoïques graves. — Urines albumineuses. — Mort au cinquième jour.

Clémence M..., primipare, âgée de 18 ans, entre le 12 avril 1875 à l'hôpital Saint-Antoine, salle Sainte-Marguerite, service de M. Peter. Elle accouche naturellement le 13 avril après un travail de six heures.

14 avril. Vers le milieu de la journée, cette malade est prise de vomissements et douleurs de ventre tellement intenses qu'elle pousse des cris.

A la visite du soir, on trouve l'utérus douloureux à la pression dans toute son étendue, mais surtout au niveau de ses cornes utérines. P. 128. T. 40,2.

Application de six ventouses scarifiées sur le bas-ventre.

Le 15. Mauvaise nuit ; les douleurs abdominales, un moment calmées par les ventouses, sont apparues de nouveau. P. 120. T. 38°,5.

Vésicatoire à droite de l'ombilic. 1 gramme de sulfate de quinine. Soir. P. 136. T. 40°. Le ventre commence à se ballonner.

Le 16. La malade se plaint de souffrir dans les reins, elle a beaucoup pâli, ses traits commencent à se tirer, sa langue est tremblante mais reste humide cependant. P. 120. T. 38°,5.

Les vomissements persistent ; le ventre est ballonné et douloureux dans presque toute son étendue. Soir. P. 128. T. 39°,4.

Les urines contiennent de l'albumine.

Le 17. Vomissements abondants, verdâtres et acides ; diarrhée fétide. La figure est altérée, les yeux excavés. P. 120. T. 38°. Soir, P. 120. T. 39°,2. R. 40.

Les urines contiennent toujours de l'albumine ; examinée au microscope elles ne laissent voir aucun cylindre et aucune cellule épithéliale dégénérée.

Le 18. P. 148, T, 38°. La respiration est fréquente et irrégulière, on peut compter plus de 60 respirations par minute. La malade se plaint d'avoir la respiration gênée par une douleur violente au-dessous du sein droit. A la percussion on ne trouve pas de diminution de la sonorité, à cause, sans doute, du météorisme abdominal, mais à l'auscultation on entend nettement, en arrière et à droite, du frottement pleural.

Les vomissements verdâtres continuent à être abondants et la diarrhée persiste.

Les traits sont altérés, les lèvres tremblantes, les yeux profondément excavés. Soir. T. 38°,9. Pouls impossible à compter tellement il est fuyant et dépressible. La malade meurt sur le minuit.

Le 20. Nécropsie.

Cavité abdominale. Le péritoine contient 1,500 grammes de sérosité rougeâtre où nagent de rares flocons fibrino-albumineux.

L'utérus remplit l'excavation pelvienne; sa surface interne est tapissée par places d'une sanie rougeâtre sans fétidité. Des coupes pratiquées en divers sens ne font point découvrir de pus dans les sinus utérins; mais, en revanche, aux deux cornes utérines on aperçoit des traînées blanchâtres dues à la présence du pus dans les lymphatiques. Les lymphatiques prévertébraux sont eux-mêmes remplis de pus, surtout du côté gauche.

Les ovaires sont congestionnés; les trompes contiennent un liquide laiteux presque purulent.

Les anses intestinales sont fortement injectées, mais n'adhèrent pas entre elles.

Le foie, dont la capsule est recouverte de fausses membranes, est normal, il ne renferme aucun abcès métastatique. La bile contenue dans la vésicule est noirâtre, très-épaisse.

La rate est normale.

Les deux reins ont leur volume habituel et ne présentent à l'œil nu aucune altération à noter.

La vessie est saine.

Thorax. — Pas de liquide dans les plèvres; mais des deux côtés la plèvre diaphragmatique et celle qui tapisse le lobe inférieur des deux poumons est couverte de petites fausses membranes. Congestion de ces mêmes lobes inférieurs; le reste du poumon est sain. Le cœur et le péricarde n'offrent rien de particulier à noter.

Observation IV.

Métro-péritonite puerpérale. — Symptômes typhoïques graves. — Urines albumineuses. — Mort le dixième jour de la maladie.

Thérèse A..., primipare, âgée de 19 ans, entre à l'hôpital Saint-Antoine, dans le service de M. Peter, salle Sainte-Marguerite, le 7 avril 1875. Elle accouche le jour même naturellement d'un enfant bien portant. Pendant cinq jours les choses suivent une marche régulière.

12 avril. Au milieu de la nuit, cette malade est prise subitement d'un mouvement fébrile intense, si bien qu'au matin le thermomètre marquait 40°,2. L'utérus est à peine sensible à la pression, on fait cependant appliquer six ventouses scarifiées sur le bas-ventre. Soir. P. 116; T. 39,2.

Le 13. P. 120; T. 39,7. L'utérus remonte à trois travers de doigt au-dessous de l'ombilic; la corne gauche est douloureuse à la pression; on y applique un vésicatoire. Soir. P. 140; T. 41,2; R. 36.

Le 14. T. 38,6. La figure de la malade commence à devenir mauvaise, il existe déjà du tremblement des lèvres et de la langue. *L'examen des urines décèle la présence de l'albumine.* Soir. P. 132; T. 40,7.

Le 15. T. 38,8. Le vésicatoire paraît avoir bien agi sur l'élément douleur, car la pression n'est presque plus douloureuse au niveau de la corne utérine gauche. Il est survenu de la diarrhée. Soir. P. 112; T. 39,7.

Le 16. P. 130; T. 41,3, Outre la diarrhée, il existe des nausées et quelques vomissements glaireux. La figure est pâle, amaigrie et porte l'empreinte de la plus grande dépression. La corne utérine droite est devenue douloureuse, ainsi que tout le péritoine droit jusqu'au diaphragme. Les douleurs qu'elle ressent sont si vives, qu'elle gémit continuellement. Application de six ventouses scarifiées au niveau de l'hypochondre droit. Soir. P. 156; T. 40,6.

Le 17. P. 112; T. 39,3; même état adynamique. Soir. P. 120; T. 40,7; moins de vomissements que dans la journée d'hier.

Le 18. P. 32; T. 40,3; la diarrhée persiste, on ordonne deux verres d'eau de Sedlitz; l'état général et local est toujours très-mauvais. *Les urines sont toujours légèrement albumineuses.* Soir. P. 150; T. 40,8.

Le 19. P. 140; T. 39°; la respiration est irrégulière, difficile, entravée par de violents points de côté ; on compte 32 respirations; à la minute ; il existe de la submatité dans le tiers inférieur des deux poumons, et dans ces points correspondants on entend des frottements pleuraux plus prononcés à droite qu'à gauche.

Même aspect typhique de la malade; les yeux sont cernés, les traits tirés. Soir. P. 120 ; T. 41,4.

Le 20. P. 140 ; T. 39,8; R. 52. Les parents emmènent la malade qui meurt chez elle dans la journée du lendemain.

Observation V.

ymphangite utérine accompagnées de symptômes typhoiques graves. — Urines non albumineuses. — Guérison.

Valérie G..., âgée de 20 ans, primipare, est admise à l'hôpital Saint-Antoine, salle Sainte-Marguerite, service de M. Peter, le 12 avril 1875. Deux heures après son entrée, elle accouche par le sommet et naturellement, d'un enfant à terme.

La journée du 13 se passe bien, mais dans la nuit du 14, elle est prise d'un violent frisson qui dure près de trois heures.

A la visite du 14, la malade est en moiteur ; elle a le pouls large et fréquent, le visage injecté.

L'utérus remonte jusqu'à l'ombilic, il est douloureux dans sa totalité, mais surtout au niveau de sa corne droite.

Six ventouses scarifiées en ceinture, à la région hypogastrique. Soir. P. 140 ; T. 39,4. Les ventouses ont calmé les douleurs utérines. Les lochies coulent bien, les mamelles se gorgent de lait.

L'examen des urines est négatif; *elles ne contiennent pas d'albumine.*

Le 15. P. 128 ; T. 39,8. Le ventre s'est un peu ballonné. Si les douleurs utérines spontanées sont moins vives, la pression, au niveau de la corne utérine droite est toujours très-douloureuse. Soir. P. 120 ; T. 40,6.

Le 16. P. 120 ; T. 39° ; on applique un vésicatoire au niveau de la corne utérine droite. Soir. P. 130 ; T. 39,2. *Les urines ne contiennent pas d'albumine.*

Le 17. T. 39,2 ; le pouls est manifestement dicrote ; il bat 124 à la minute ; la figure commence à se gripper ; le facies devient typhique; l'utérus, porté à droite, reste toujours très-douloureux à la pression ; le ventre est ballonné. Soir. P. 140 ; T. 40,3 ; R. 32 ; le ventre est plus météorisé que ce matin ; il est légèrement douloureux à la pression dans toute son étendue ; la malade a du hoquet et quelques nausées, mais elle ne vomit pas. *Les urines ne contiennent pas d'albumine.*

Le 18. T. 39,4 ; P. 136, il est toujours dicrote ; aspect typhique très-prononcé ; mouvements vermiculaires des lèvres et de la langue ; yeux encavés ; traits tirés. La langue est grisâtre et humide. Le ventre est ballonné et un peu sensible à la pression. La malade a eu quatre selles diarrhéiques et très-fétides, depuis lors elle se sent un peu soulagée. Deux verres d'eau de Sedlitz. Soir. P. 130 T. 39,7. Ce soir la malade dit se trouver un peu mieux. *Pas d'albumine dans les urines.*

Le 19. P. 128 ; T. 39,7 La langue est toujours tremblante. Soir. P. 132; T. 39,4.

Le 20. P. 120 ; T. 40,8. La diarrhée a disparu, le ballonnement du ventre a diminué, mais l'utérus reste toujours douloureux à la pression. Le même état typhique persiste. Soir. P. 120 ; T. 38,5.

Le 21. P. 120; T. 37,7. Etat abdominal meilleur, mais l'état général est toujours mauvais. Soir. P. 132 ; T. 40°. *Les urines ne contiennent pas d'albumine.*

Le 22. T. 39,5. Soir. T. 40,4; P. 128. Les lochies coulent assez abondamment.

Le 23. P, 120 ; T. 38,2. La malade a une petite toux sèche, elle se plaint d'une légère douleur au côté droit. Il existe de la submatité dans le tiers inférieur du poumon droit, avec amoindrissement du murmure vésiculaire, mais sans souffle. Cinq ventouses scarifiées à la base du poumon droit. Soir. P. 128 ; T. 40°.

Le 24. P. 120 ; il est petit, un peu dicrote ; T. 39°. Mêmes signes du côté des poumons. La malade a eu un peu de diarrhée. Soir. P. 128; T. 39,5. *Les urines ne contiennent pas d'albumine.*

Le 25. P. 128; T. 38,9. La figure de la malade est un peu meilleure. L'utérus n'est plus douloureux spontanément, mais la pression détermine toujours une légère douleur au niveau de la corne utérine droite.

Le 26. T. 39,3 ; P. 120. La nuit a été assez bonne ; la malade se sent un peu d'appétit ; elle tousse toujours. La submatité dans un tiers inférieur du poumon droit persiste avec diminution du murmure vésiculaire, mais sans égophonie. Soir. P. 120 ; T. 39,5.

Le 27. P. 120 ; T. 39,8. Deux selles diarrhéiques. Soir. P. 120; T. 40°.

Le 28. P. 116 ; T. 39,3. Même état. Soir. P. 120 ; T. 39,6. *Les urines ne contiennent pas d'albumine.*

Le 29. P. 112 ; T. 39,8. La malade se plaint de céphalalgie, elle a toujours une toux sèche et pénible. L'utérus reste volumineux. Soir. P. 120 ; T. 39,4.

Le 30. T. 38,8. Soir. T. 39,9 ; P. 112.

3 mai. Malgré les conseils de M. Peter, la maladie quitte l'hôpital dans un état de santé encore fort précaire. Le pouls est toujours à 120 ; la température monte à 39°. La figure est très-amaigrie, le teint jaune pâle, la langue blanchâtre et tremblante. L'utérus toujours volumineux reste légèrement douloureux à la pression. La submatité dans le tiers inférieur du poumon droit subsiste également. Diarrhée fréquente. *Les urines ne contiennent pas d'albumine.*

Vers le 20 mai, je revois cette malade. Elle a toujours le teint pâle, la figure amaigrie. L'état fébrile persiste, elle a encore près de 120 pulsations. L'utérus, un peu moins volumineux, reste toujours douloureux à la pression. Actuellement la malade a une *phlegmatia alba dolens du bras droit*, qui détermine un œdème considérable de ce membre. L'appétit est nul, il y a de la diarrhée.

L'analyse des urines ne fait découvrir aucune trace d'albumine.

12 juin. La phlegmatia alba dolens a disparu. Le pouls est moins fréquent. L'aspect de la figure reste toujours mauvais. La faiblesse ne permet pas à la malade de quitter son lit. Il existe une toux fatigante, et l'auscultation fait constater des signes de bronchite. Inappétence complète.

C'est seulement vers le 15 juillet que la malade se sentit assez forte pour venir nous voir à la consultation. A cette époque elle entra franchement en convalescence.

Observation VI.

Métro-péritonite puerpérale avec lymphangite utérine. — Urines albumineuses. — Mort.

Joséphine D..., primipare, âgée de 34 ans, entre à l'hôpital Saint-Antoine, salle Sainte-Marguerite, service de M. Peter, dans la soirée du 12 juillet 1875. A ce moment, la dilatation du col était complète, et la tête du fœtus s'engageait franchement dans l'excavation. Pendant toute la nuit, les douleurs expulsives furent violentes, et dès minuit, la tête était descendue au détroit inférieur.

Le 13 juillet, au matin, les douleurs expulsives étaient devenues rares et peu énergiques, les parties molles retenaient seules la tête du fœtus ; la malade était épuisée. A dix heures, application facile de forceps au détroit inférieur, dégagement de la tête au bout de quelques minutes, de légères tractions. Délivrance par expression utérine, 20 minutes après l'accouchement.

Le 14. Aucun accident. L'utérus, revenu sur lui-même, est partout indolent à la pression.

Le 15. Sur le matin, la malade est prise d'un violent frisson avec vives douleurs abdominales. A la visite, on trouve l'utérus douloureux à la pression dans sa totalité, avec maximum à la corne droite. P. 130; T. 40°,7. — 6 ventouses scarifiées à l'hypogastre. — Soir, P. 140; T. 39°,8. La malade est somnolente; la pression de l'utérus est moins doulourense.

Les urines ne contiennent pas d'albumine.

Le 16. P. 106; T. 38°,2. La corne utérine droite, très-douloureuse à la pression ; vésicatoire à ce niveau. Avant l'application de ce vésicatoire, la chaleur et l'acide nitrique décèlent de *légères traces d'albumine*. — Soir. T. 40°,2. La douleur gagne le péritoine, à droite ; il n'y a pas de vomissements.

Le 17. T. 40°. Le péritoine est douloureux, à droite, jusqu'aux insertions diaphragmatiques qui sont également douloureuses de ce côté. A gauche, le péritoine et les insertions diaphragmatiques sont indolentes. L'état général devient mauvais : la figure est altérée, la langue et les lèvres tremblantes. *Urines albumineuses.*

Le 18. T. 40°. Même état ; la figure s'amaigrit. Violente dyspnée ; pas de vomissements, pas de nouveaux frissons. — *Urines albumineuses.* — A l'albuminomètre d'Esbach, on trouve 5 grammes d'albumine par litre. — Soir. P. 120 ; T. 40° ; R. 48. La pression sur le ventre ne détermine plus aucune douleur.

Le 19. La malade succombe à trois heures du matin.

Le 20 juillet. *Nécropsie.* Les intestins sont fortement distendus par des gaz ; ils n'adhèrent point entre eux. Le péritoine contient environ un litre de liquide purulent ; il présente, sur toute son étendue, une vive injection, mais surtout du côté droit.

L'utérus est parfaitement revenu sur lui-même ; il laisse voir, par transparence, une série de petits abcès développés dans les lymphatiques des deux cornes utérines.

Les lymphatiques qui suivent le paquet vasculaire utéro-ovarien, présentent, à droite et à gauche, un aspect noueux dû à la présence du pus. Ces lymphatiques peuvent être suivis jusqu'à la deuxième vertèbres lombaire.

Les reins, de volume normal, sont vivement congestionnés ; à la coupe ils présentent plusieurs points ecchymotiques, siégeant surtout au niveau de la substance corticale. — Foie volumineux.

Thorax. Aucune trace de pleurésie, ni à droite ni à gauche; aucun abcès métastatique dans les poumons; rien au cœur.

Observation VII.

Métro-péritonite puerpérale avec lymphangite utérine. — Urines albumineuses. — Mort.

Mathilde A., âgée de 20 ans, entre le 16 juillet 1875, à l'hôpital Saint-Antoine, service de M. Peter. Elle accouche ce jour même, naturellement et pour la seconde fois, d'un enfant qui se présente par le sommet. Le premier accouchement a eu lieu à 17 ans, et sans aucun accident.

Le 17 juillet. La malade se trouve bien, l'utérus est indolent.

Le 18. La visite des parents cause à la malade une vive contrariété.

Le 19. Dans la nuit, elle est prise de douleurs abdominales et de frisson. L'utérus est douloureux dans sa totalité. Six ventouses scarifiées à l'hypogastre.

Le 20. Pas de nouveau frisson. Le ventre s'est ballonné et le péritoine devient douloureux à la pression; diarrhée; pas de vomissements. *Les urines ne contiennent pas d'albumine.*

Le 21. T. 38°,2. Les parties latérales de l'utérus sont surtout douloureuses. Météorisme; les traits commencent à s'altérer. — Vésicatoire à l'hypogastre. Potion de Tood. — *Les urines sont albumineuses.*

Le 22. P. 144; T. 40°,6; R. 60. La malade a la peau chaude, la figure grippée, le nez allongé, les sillons naso-géniens très-prononcés; le ventre est ballonné; la pression est douloureuse dans toute l'étendue du péritoine et aux insertions diaphragmatiques. Vomissements assez abondants de matière saumâtre, ressemblant à des œufs brouillés. Diarrhée. Le pouls est fuyant, ondulé. — Application de glace sur le ventre. — *Les urines continuent d'être albumineuses.* — Soir. T. 39°,5

Le 23. Altération profonde des traits, grande pâleur, voix presque éteinte. R. 52; P. 140; S. 39°,2. Hoquet; ventre moins ballonné et un peu moins douloureux. Langue sèche, soif vive, vomissements verdâtres. — *Urines albumineuses.*

Le 24. Altération profonde des traits. Même état. — *Urines albumineuses.* — Mort à cinq heures du soir.

Le 26. *Nécropsie.* — Le péritoine est partout le siége d'une vive injection; il contient un litre de liquide purulent. Les anses intestinales sont adhérentes entre elles.

L'utérus, revenu sur lui-même, offre à ses cornes des abcès sous-péritonéaux, développés dans les lymphatiques.

Les sinus utérins ne contiennent pas de pus.

Les deux reins sont très-congestionnés, surtout au niveau de la substance corticale. Rien autre à noter.

Thorax. La plèvre droite contient un peu de sérosité jaunâtre. Les deux poumons sont fortement refoulés par la distension gazeuse des intestins; leur base ne descend pas plus bas que le quatrième espace intercostal. Pas d'abcès métastatiques; rien à noter du côté du cœur.

Observation VIII.

Métro-péritonite puerpérale avec lymphangite utérine. — Urines albumineuses. — Mort.

Pauline C., âgée de 29 ans; entrée à l'hôpital Saint-Antoine, dans le service de M. Peter, le 20 juillet 1875; elle est au terme de sa troisième grossesse. Cette malade jouit d'une santé habituellement bonne; réglée à 15 ans pour la première fois, elle le fut depuis très-régulièrement. Son premier accouchement eut lieu à 26 ans, son second à 27 ans. Aucun accident à noter; le cours de cette troisième grossesse a été régulier. Quelques heures après son entrée à l'hôpital, cette femme accoucha naturellement et par le sommet, d'un enfant bien portant. Délivrance facile, une demi-heure après l'accouchement.

Le 21 juillet. Bonne journée.

Le 22. Violent frisson vers les cinq heures du matin; à la visite, on trouve l'utérus douloureux à la pression, dans sa totalité, sans maximum nettement accusé. Le péritoine est indolent; la face est naturelle non grippée. P. 144; T. 39°,8. La malade n'a pas été à la garde-robe. Six ventouses scarifiées sur le bas-ventre. *Les urines ne contiennent pas d'albumine.* Soir. T. 39°,7.

Le 23. P. 128; T. 39°,9. La malade se sent mieux que la veille; l'utérus est moins douloureux à la pression. Soir. T. 40°,6. *Pas d'albumines dans les urines.*

Le 24. P. 130; T. 40°,3. Cette nuit, les douleurs abdominales sont devenues plus violentes. Le flanc droit, l'hypochondre sont douloureux à la pression. Du côté gauche, le péritoine est indolent; quelquefois vomissements liquides; diarrhée. Application d'un large vésicatoire sur le bas-ventre. *L'analyse des urines faite avant l'application du vésicatoire dénote une notable quantité d'albumine.* Soir. 40°,3.

Le 25. P. 136 ; T. 39°,3 ; R. 40. Altération profonde des traits ; les yeux sont excavés ainsi que les joues et les fosses temporales; la langue est tremblante et sèche, la soif vive; péritoine douloureux dans toute son étendue, diarrhée, pas de hoquet, pas de vomissements. Pendant la nuit, la malade a eu une légère excitation délirante. Soir. 39°,5. *Les urines sont toujours albumineuses.*

Le 26. T. 40°,2. La malade meurt à huit heures du matin.

Le 27. *Nécropsie.* Abdomen. Énorme distension gazeuse des intestins. Le péritoine, très-vascularisé, contient un demi-litre de pus; les anses intestinales sont très-légèrement agglutinées l'une à l'autre ; muqueuse intestinale saine.

L'utérus est volumineux, il remonte à plusieurs travers de doigt au-dessus du pubis. Aux cornes utérines, on trouve les lymphatiques gorgés de pus ; les sinus sont sains. Le pus peut être suivi jusque dans les lymphatiques utéro-ovariens.

Reins légèrement congestionnés, hors cela ils sont sains. Rate et foie volumineux.

Thorax. La plèvre droite contient un peu de liquide purulent; les deux poumons sont très-congestionnés, ils ne présentent pas d'abcès métastatiques ; cœur sain.

Observation IX.

Métro-péritonite puerpérale avec lymphangite utérine. — Urines albumineuses. — Mort.

Adèle P. âgée de 24 ans, entre le 14 mars à l'hôpital Saint-Antoine, où elle accouche le jour même, naturellement, et pour la première fois d'un enfant bien portant. Présentation du sommet Aucun accident jusqu'au 16 mars.

Le 16 mars. Cette nuit, la malade a d'abord ressenti de vives douleurs abdominales, puis, quelques temps après, elle fut saisie d'un violent frisson qui dura plus d'une demi-heure. Ce matin, l'utérus est douloureux dans sa totalité avec maximum du côté droit. Le péritoine est sain; il n'y a pas de tympanisme. P. 136;

T. 40°,4. *Pas d'albumine dans les urines.* Six ventouses scarifiées à l'hypogastre; 1 gramme de sulfate quinine. Soir. P. 120; T. 40°,6. La malade n'a pas été soulagée de ses ventouses; elle souffre toujours beaucoup, cependant la pression de l'utérus est moins douloureuse; la langue est blanche et sèche; il existe du tympanisme, mais pas de vomissements, pas de dyspnée, pas de céphalalgie.

Le 17. T. 39°,7; P. 135; R. 44. Un peu de sommeil à partir de minuit. Ce matin, la malade a vomi la tisane; elle se trouve gênée pour respirer par un énorme tympanisme. Les péritoine est douloureux, à droite, jusqu'aux insertions diaphragmatiques. Intégrité parfaite de l'intelligence, langue humide un peu blanche, la figure est bonne, pas grippée. *Les urines contiennent de l'albumine.* Soir. P. 140; T. 39°,2; R. 48. Vomissements bilieux assez abondants.

Le 18. 39°,4. L'état général est devenu très-mauvais: la figure est grippée, les traits altéres; le tympanisme est énorme. Soir. T. 39°,7; P. 120; il est très-petit, à peine perceptible. R. 56, Langue rouge, un peu sèche. La malade meurt à neuf heures du soir.

Le 20. *Nécropsie.* Abdomen. Les anses intestinales sont fortement distendues par des gaz; le gros intestin a doublé de volume et sa distension l'a forcé à se replier en deux. Ces anses, rouges et poisseuses, adhèrent entre elles aux moyens de fausses membranes jaunâtres, peu épaisses et faciles à déchirer.

L'intestin baigne dans un demi-litre de liquide purulent, au milieu duquel flottent des flocons fibrino-albumineux.

L'utérus est revenu sur lui-même; on y trouve quelques petits abcès développés autour des lymphatiques. Les sinus sont sains.

L'ovaire droit présente une suffusion séro-purulente.

Les lymphatiques qui longent la veine utéro-ovarienne, ne contiennent pas de pus.

Le diaphragme est refoulé en haut, jusqu'à la quatrième côte; sa face péritonéale est recouverte de fausses membranes.

Foie et rate normaux.

Les reins ne sont pas augmentés de volume; on y constate aucune altération.

Thorax. Les deux plèvres sont recouvertes dans leur tiers inférieur de fausses membranes jaunâtres et sont baignées par un peu de liquide rougeâtre; les poumons ne contiennent pas d'abcès métastatiques.

Observation X.

Lymphangite et péritonite puerpérales. — Urines albumineuses. — Mort.

Ernestine G..., âgée de 20 ans, primipare, est accouchée naturellement, le 17 mars 1875, à la salle Sainte-Marguerite. Le travail a été long, mais il n'a été suivi d'aucun accident.

Le 20 mars. La malade est prise de frisson, de douleurs abdominales vives. L'utérus est douloureux dans sa totalité, mais surtout à droite. Teint jaune, céphalalgie; pas de vomissements, pas de tympanisme. T. 40,1. *Les urines ne contiennent pas d'albumine.*

M. Peter ordonne six ventouses scarifiées à l'hypogastre. Soir. P. 112; T. 40,1; R. 24. Douleurs utérines moins vives, langue blanche et humide. Le mal de tête persiste, la malade est somnolente.

Le 21. P. 116. T. 40,2. R. 36. La malade n'a pas dormi, son mal de tête a disparu; langue blanche, un peu rouge à la pointe; l'utérus est toujours douloureux, mais davantage à droite qu'à gauche; le péritoine est sain, sauf à droite où il est douloureux jusqu'au diaphragme. On applique un vésicatoire au niveau de la fosse iliaque droite. Un gramme de sulfate de quinine. Soir. T. 40°. P. 120. R. 32. Les deux pommettes sont rouges; le ventre s'est un peu ballonné; il n'y a pas d'envies de vomir, mais un peu de diarrhée. *Les urines contiennent de l'albumine.*

Le 22. P. 112. T. 40,3. R. 44. Le péritoine est douloureux à la pression du côté droit jusqu'au diaphragme. Submatité dans le quart inférieur des deux poumons; la respiration a disparu aux deux bases; la face est grippée; la malade ne peut parler qu'à voix basse; langue blanche, rouge à la pointe; la diarrhée persiste. Soir. P. 112. T. 40,1. R. 36. Même état. La malade a vomi après son sulfate de quinine.

Le 23. P. 128. T. 40,2. R. 44. A la base du poumon droit, on constate un souffle naissant; langue sèche; un peu de diarrhée, mais pas de vomissements. Soir. P. 120. T. 40°. R. 52.

Le 24. P. 148. T. 40,1. Langue sèche; ventre douloureux dans toute son étendue et légèrement ballonné. Dyspnée intense; 60 respirations par minutes. *Les urines contiennent toujours de l'albumine.* Soir. T. 39,3. P. 132. R. 32.

Le 25. P. 148. T. 39,9. R. 44. Pouls très-faible; figurée cyanosée. La malade meurt à cinq heures du soir.

Le 27. Nécropsie.

Abdomen. — Le péritoine contient environ 1,500 gr. d'un liquide brun rougeâtre dans lequel nagent des flocons fibrino-purulents. Ces flocons entourent l'ovaire droit et la corne utérine du même côté; de là ils se prolongent en une longue traînée jusqu'au foie et au diaphragme. Cette traînée de fausses membranes indique parfaitement la progression successive de l'inflammation.

L'utérus dépasse le pubis d'un travers de doigt; sa corne droite est manifestement plus enflammée que la gauche; sa face interne ne présente rien de remarquable à noter. La pression ne fait sourdre aucune goutte de pus des sinus utérins; mais dans le ligament large droit on trouve du pus dans les lymphatiques. Ceux-ci, poursuivis dans leur trajet le long des vaisseaux utéro-ovariens, laissent apercevoir quelques gouttelettes purulentes. Infiltration séro-purulente au milieu du parenchyme de l'ovaire droit.

Les intestins poisseux et vivement injectés offrent plusieurs anses adhérentes entre elles au moyen de fausses membranes faciles à déchirer.

Le foie est volumineux et gras.

Les reins ne sont point augmentés de volume; la substance médullaire est saine, mais la substance corticale est blanchâtre et anémiée.

Thorax. — Les plèvres contiennent chacune 100 à 150 grammes d'un liquide louche. La partie de cette séreuse qui tapisse le diaphragme et les lobes inférieurs des poumons est couverte de petites fausses membranes.

Les poumons sont congestionnés; il n'y a pas d'abcès métastatiques.

Le cœur et le péricarde sont sains.

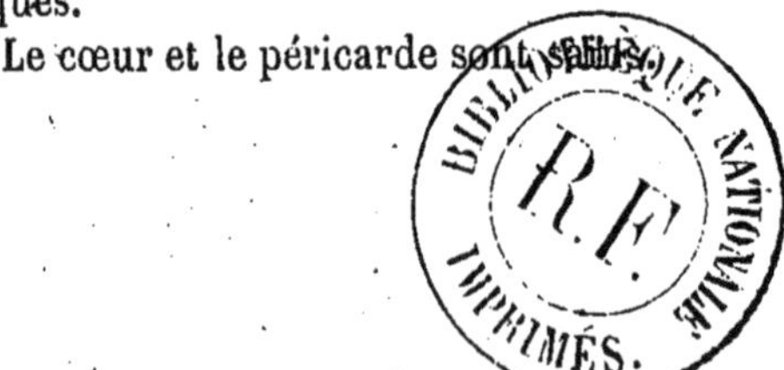

A. Parent, imprimeur de la Faculté de Médecine, rue M.-le-Prince, 31

www.ingramcontent.com/pod-product-compliance
Ingram Content Group UK Ltd.
Pitfield, Milton Keynes, MK11 3LW, UK
UKHW021516260726
13993UKWH00004B/1715

9 782329 167879